I0449672

LA ENFERMERA Y EL FOMENTO DE HÁBITOS DE VIDA SALUDABLES: DIETA Y ADITIVOS ALIMENTARIOS

Mª ÁNGELES CUTILLA MUÑOZ

RAQUEL MARÍN MORALES

Mª del ROCÍO MARTÍNEZ CAPA

Copyright ©:   Raquel Marín Morales,

Mª Ángeles Cutilla Muñoz y

Rocío Martínez Capa.

1ª Edición, Agosto 2012.

ISBN: 978-1-291- 02658-0

Distribuído por: www.lulu.com

ÍNDICE

1. INTRODUCCION

Definición:

Los aditivos son "cualquier sustancia, que, normalmente, no se consume como alimento en sí, ni se usa como ingrediente característico en la alimentación, independientemente de que tenga o no valor nutritivo, cuya adición intencionada a los productos alimenticios, con un propósito tecnológico en la fase de su fabricación, transformación, preparación, tratamiento, envase, transporte o almacenamiento tenga, o pueda esperarse razonablemente que tenga, directa o indirectamente, como resultado que el propio aditivos o sus subproductos se conviertan en un componente de dichos productos alimenticios" (Directiva 89/107/CEE del Consejo).

Los aditivos deben ser inocuos por sí mismos o a través de su acción; su empleo debe justificarse por razones tecnológicas, sanitarias, nutricionales o sensoriales necesarias y deben responder a las exigencias que establezca el código alimentario.

Los aditivos más usados son la sal (cloruro sódico), que no es considerado en general como un aditivo, los mono y diglicéridos (emulsionantes), el caramelo (colorante), el ácido cítrico (secuestrante y acidificante), el ácido acético (acidificante y conservante), el bicarbonato sódico (para las levaduras químicas), el ácido fosfórico y el glutamato sódico (potenciador del sabor).

Clasificación:

Originalmente los aditivos fueron clasificados por su origen en naturales y sintéticos. Esta clasificación, aunque lógica contribuyó durante algún tiempo al mantenimiento de una dualidad errónea en la que se equiparaba lo natural con lo sano y lo sintético con lo peligroso y que podía colocar al consumidor en una actitud equivocada.

La lista de los aditivos ha cambiado tremendamente desde el momento en que el gobierno comenzó a vigilar su seguridad; en todo caso se debe advertir al consumidor que la incorporación de aditivos autorizados a los alimentos es en mucho casos aconsejable y que no se debe considerar a estos alimentos como de una calidad inferior respecto a los que no los llevan.

La clasificación más adecuada se establece teniendo en cuenta la actividad específica de cada aditivo:

- Sustancias que impiden las alteraciones químicas biológicas (antioxidantes, sinérgicos de antioxidantes y conservantes)

- Sustancias estabilizadoras de las características físicas (emulgentes, espesantes, gelificantes, antiespumantes, antiapelmazantes, antiaglutinantes, humectantes, reguladores de Ph).

- Sustancias correctoras de las cualidades plásticas (mejoradoras de la panificación, correctores de la vinificación, reguladores de la maduración).

- Sustancias modificadoras de los caracteres organolépticos (colorantes, potenciadores del sabor, edulcolorantes artificiales, aromas).

Los aditivos alimentarios cumplen cinco *funciones* principales:

1. Conservan la consistencia del producto. Los emulsionantes proporcionan una textura consistente y evitan que los productos se separen. Los estabilizadores y los espesantes proporcionan una textura uniforme y los agentes antisolidificantes facilitan el libre flujo de sustancias.

2. Mejoran o conservan el valor nutricional.

El fortalecimiento y enriquecimiento de los alimentos permitió mejorar el estado nutricional de la población de muchos países. Por ejemplo, las vitaminas y los minerales se agregan a muchos alimentos, entre otros, la harina, el cereal, la margarina y la leche, lo cual ayuda a compensar la baja cantidad de vitaminas y minerales o su carencia, en la dieta del individuo. Todos los productos que contengan nutrientes agregados deben llevar una etiqueta con su descripción.

3. Conservan la salubridad y buen sabor de los alimentos.

La contaminación bacterial facilita el desarrollo de enfermedades por consumo de alimento. Los preservativos reducen el daño que el aire, los hongos, las bacterias o la levadura pueden causar. Los preservativos, tales como los antioxidantes, ayudan a los alimentos horneados a conservar su sabor evitando que las grasas y los aceites se vuelvan rancios e igualmente evitan que las frutas frescas se vuelvan oscuras, cuando están expuestas al aire.

4. Controlan la acidez y la alcalinidad.

Los aditivos especiales ayudan a modificar la acidez o alcalinidad de los alimentos con el fin de obtener el sabor, gusto y color deseados.

Los agentes derivados de la levadura que liberan ácidos cuando se someten al calor, reaccionan con la soda de hornear para hacer que crezcan los bizcochos, tortas y otros productos horneados.

5. Suministran color y mejoran el sabor

Algunos colores mejoran el aspecto de los alimentos; mientras que una gran cantidad de especias, al igual que los sabores sintéticos y naturales, ayudan a dar un mejor sabor.

2-TIPOS DE ADITIVOS

COLORANTES

Los colorantes son una clase de aditivos muy importantes en la alimentación, porque el alimento que ostenta su color originario y natural da la primera sensación sobre su calidad. Los colorantes bien empleados y permitidos ayudan a que ciertos alimentos que por naturaleza propia se decoloran, o no se mantienen `vivos' o de agradable aspecto conserven o intensifiquen su color. Por otra parte, muchas sustancias, colorantes naturales de los alimentos, son muy sensibles a los tratamientos utilizados en el procesado (calor, acidez, luz, conservantes, etc.), destruyéndose, por lo que deben substituirse por otros más estables. Otra aplicación de los colorantes es la de dar color, y así hacer más atractivos aquellos alimentos, como los caramelos, o como los productos de alta tecnología aparecidos recientemente en el mercado (imitaciones de mariscos) que carecen de color propio. La práctica de colorear los alimentos tiene una larga tradición, ya que algunos productos naturales como el azafrán o la cochinilla eran ya conocidos por las civilizaciones antiguas.

Los colorantes pueden considerarse de origen natural o sintético, aunque hacer una distinción entre ellos no es fácil, porque al final lo natural debe ser tratado químicamente para que sea estable, por lo que finalmente se toma como idea de colorantes naturales aquellos que son inocuos para la salud y están permitidos.

Aunque en general los colorantes sintéticos son más resistentes que los colorantes naturales, éstos presentan también problemas en su uso; por ejemplo, en muchos casos se decoloran por acción del ácido ascórbico, efecto importante en el caso de las bebidas refrescantes, en que esta sustancia se utiliza como antioxidante.

Los colorantes artificiales pueden utilizarse en forma soluble, como sales de sodio y potasio, y a veces amonio, en forma insoluble como sales de calcio o aluminio, o bien adsorbidos sobre hidróxido de aluminio formando lo que se conoce como una laca. La utilización de un colorante soluble o insoluble depende de la forma en que se va a llevar a cabo la dispersión en el alimento.

El colorante en esencia sólo debe tener valor estético sin que altere las propiedades nutritivas.

La preocupación por la seguridad ha hecho que los colorantes artificiales hayan sido estudiados en forma exhaustiva por lo que respecta a su efecto sobre la salud, mucho más que la mayoría de los colorantes naturales. Ello ha llevado a reducir cada vez más el número de colorantes utilizables, aunque al contrario de lo que sucede en los otros grupos de aditivos, existan grandes variaciones de un país a otro.

ANTIOXIDANTES

Los antioxidantes (E300-E321) evitan que los alimentos se oxiden y se pongan rancios, ya que son capaces de neutralizar la acción oxidante de radicales libres (moléculas inestables), sin perder su propia estabilidad electroquímica.

Las vitaminas C y E son antioxidantes naturales, aunque se suelen emplear otros sintéticos y más baratos como el BHA (Butil-hidroxi-anisol) o E320, y el BHT (Butil-hidroxitoluol) o E321 (aunque producen problemas toxicológicos); la lecitina obtenida generalmente de la soja, los cacahuetes, el maíz o la clara de huevo; los galatos y el tocoferol (vitamina E) que son normalmente de origen mineral o vegetal, se añaden a los productos de la fruta, en forma de ácido ascórbico, a los aceites y grasas.

La oxidación de las grasas es la forma de deterioro de los alimentos más importante después de las alteraciones producidas por microorganismos.

La reacción de oxidación es una reacción en cadena, es decir, que una vez iniciada, continúa acelerándose hasta la oxidación total de las sustancias sensibles. Con la oxidación, aparecen olores y sabores a rancio, se altera el color y la textura, y desciende el valor nutritivo al perderse algunas vitaminas y ácidos grasos poliinsaturados. Además, los productos formados en la oxidación pueden llegar a ser nocivos para la salud.

Las industrias alimentarias intentan evitar la oxidación de los alimentos mediante diferentes técnicas, como el envasado al vacío o en recipientes opacos, también utilizando antioxidantes. La mayoría de los productos grasos tienen sus propios antioxidantes naturales, aunque muchas veces estos se pierden durante el procesado (refinado de los aceites, por ejemplo), pérdida que debe ser compensada. Las grasas vegetales son en general más ricas en sustancias antioxidantes que las animales. También otros ingredientes, como ciertas especias (el romero, por ejemplo), pueden aportar antioxidantes a los alimentos elaborados con ellos.

Por otra parte, la tendencia a aumentar la insaturación de las grasas de la dieta como una forma de prevención de las enfermedades coronarias hace más necesario el uso de antioxidantes, ya que las grasas insaturadas son mucho más sensibles a los fenómenos de oxidación.

Los antioxidantes pueden actuar por medio de diferentes mecanismos:

- Deteniendo la reacción en cadena de oxidación de las grasas.

- Eliminando el oxígeno atrapado o disuelto en el producto, o el presente en el espacio que queda sin llenar en los envases, el denominado espacio de cabeza.

- Eliminando las trazas de ciertos metales, como el cobre o el hierro, que facilitan la oxidación.

Los que actúan por los dos primeros mecanismos son los antioxidantes propiamente dichos, mientras que los que actúan de la tercera forma se agrupan en los "sinérgicos de antioxidantes", o mas propiamente, de agentes quelantes. Los antioxidantes frenan la reacción de oxidación, pero a costa de destruirse ellos mismos. El resultado es que la utilización de antioxidantes retrasa la alteración oxidativa del alimento, pero no la evita de una forma definitiva.

Otros aditivos alimentarios (por ejemplo, los sulfitos) tienen una cierta acción antioxidante, además de la acción primaria para la que específicamente se utilizan.

Los nutrientes antioxidantes por excelencia son el beta caroteno, la vitamina C, la vitamina E, y el selenio.

Diversos estudios han demostrado que unos adecuados niveles en sangre de estos nutrientes pueden proteger contra diversos tipos de cáncer y enfermedades cardiovasculares.

EMULGENTES

La acción de los emulgentes es consecuencia de la presencia en su estructura de unos grupos moleculares que atraen el agua y otros distintos que atraen el aceite. Puesto que distintos emulgentes tienen estructuras moleculares diferentes los hace adecuados solamente para aplicaciones específicas.

Los emulgentes desempeñan también otras funciones importantes en los alimentos. Interaccionan con las grasas modificando su estructura cristalina y reduciendo la viscosidad de éstas (chocolate) o aumentando la aireación (nata batida). Reaccionan con el almidón reduciendo su adherencia (por ej. en la preparación de puré de patata) o retardando el endurecimiento del pan. Con el gluten, interaccionan mejorando la capacidad de cocción de la harina de trigo y proporcionan al pan una mejor textura y esponjosidad para alimentos envasados.

ESTABILIZANTES, ESPESANTES Y GELIFICANTES

Distintos alimentos tienen consistencias y texturas diferentes. No hay dos estabilizantes, espesantes ni gelificantes exactamente iguales y, en general, cada uno será más eficaz en una aplicación concreta que otro.

Por ejemplo, la gelatina produce una textura elástica suave, mientras que el agar la produce más dura y frágil.

Las condiciones de los procesos a que se someten los alimentos son muy variables. Por ejemplo, algunos requieren una gelificación que cuaje en caliente; otros, en cambio precisan que gelifiquen en frío.

Las gomas también actúan con otros componentes alimentarios, haciéndolos aptos para determinadas aplicaciones. Los carragenatos, por ejemplo, reaccionarán especialmente con las proteínas de la leche formando un gel blando, muy útil para impedir la sedimentación de las partículas del cacao en la leche chocolateada. En los productos lácteos ácidos, la pectina y la carboximetilcelulosa estabilizan las proteínas de la leche durante la pasterización.

Una mezcla de estabilizantes suele ser más eficaz que cualquiera de ellos usado individualmente, sobre todo en la fabricación de helados.

EDULCORANTES

La demanda de "edulcorantes sin calorías" por los consumidores ha obligado a desarrollar una nueva gama de edulcorantes intensivos. Pero un edulcorante no puede sin más sustituir satisfactoriamente a otro. Cada uno tiene una termoestabilidad distinta y un perfil de sabor diferente. Por ejemplo una mezcla de un edulcorante de percepción inmediata con otro que tenga un gusto más persistente, logrará dar una sensación más plena y equilibrada de dulzor. Las mezclas de edulcorantes, entre sí y con los azúcares naturales, también potencian el sabor, con una reducción de su concentración total y de su aporte de calorías.

POTENCIADORES DE SABOR

Los potenciadores del sabor son substancias que, a las concentraciones que se utilizan normalmente en los alimentos, no aportan un sabor propio, sino que potencian el de los otros componentes presentes.

Además influyen también en la viscosidad, aumentándola. Primero fue la sal, siguieron las especias y el azúcar, actualmente la lista de potenciadores de sabor es muy amplia, algunos de ellos son: E-620 ácido

L-glutámico, E-626 ácido guanílico, E-631 Inosinato sódico...

CONSERVANTES

El motivo principal del deterioro de los alimentos es el ataque de microorganismos (bacterias, levaduras y mohos). Este deterioro de los alimentos produce grandes pérdidas económicas, tanto para los fabricantes (deterioro de materias primas y productos elaborados antes de su comercialización...) como para distribuidores y consumidores. Se calcula que más del 20% de todos los alimentos producidos en el mundo se pierden por acción de los microorganismos. El uso de los conservantes es una práctica muy antigua sin embargo, los alimentos conservados con ellos no son imperecederos, tan sólo se mantienen inalterados por un período de tiempo limitado, debido a que a las concentraciones autorizadas el crecimiento de los microorganismos se ve retardado pero no inhibido totalmente. El grado de inhibición final va a depender del tipo de sustancia y de su concentración.

Pero estos aditivos también pueden resultar muy perjudiciales para la salud del consumidor. La toxina botulínica, producida por una bacteria, Clostridium botulinum, en las conservas mal esterilizadas, embutidos y en otros productos, es una de las substancias más venenosas que se conocen. Las aflatoxinas, sustancias producidas por el crecimiento de ciertos mohos, son potentes agentes cancerígenos...

Otros métodos que podrían evitar los riesgos que se crean por el uso de conservantes son los físicos, como calentamiento, deshidratación, irradiación o congelación, de esta forma se causa la muerte de los microorganismos o al menos se evita su crecimiento.

En muchos alimentos existen de forma natural sustancias con actividad antimicrobiana. Algunos ejemplos son los ácidos orgánicos de muchas frutas (ácido benzoico o cítrico) o el ácido láctico que se produce durante la fermentación de la leche para originar yogures.

Los organismos oficiales correspondientes, a la hora de autorizar el uso de determinado aditivo tienen en cuenta que éste sea un auxiliar del procesado correcto de los alimentos y no un agente para enmascarar unas condiciones de manipulación sanitaria o tecnológicamente deficientes, ni un sistema para defraudar al consumidor engañándole respecto a la frescura real de un alimento.

Los aditivos están reglamentadas en todos los países del mundo, tanto prohibiendo determinados aditivos extremadamente dañinos para la salud, como limitando su concentración en los alimentos.

Los **conservantes autorizados** son:

E 200 −Ácido sórbico.

E 201 −Sorbato sódico.

E 202 −Sorbato potásico.

E 203 −Sorbato cálcico.

El ácido sórbico es un ácido graso insaturado, presente de forma natural en algunos vegetales, pero fabricado para su uso en la industria alimentaria por síntesis química. Algunas de sus ventajas tecnológicas consisten en ser activos en medios poco ácidos y además carecen prácticamente de sabor. Su principal inconveniente es que su precio es superior a el resto de conservantes y que se pierden en parte cuando el producto se somete a ebullición. Son especialmente eficaces contra mohos y levaduras, y menos contra las bacterias.

Los sorbatos se utilizan en bebidas refrescantes, en repostería, en derivados cárnicos, quesos, aceitunas en conserva, en mantequilla, margarina y en otros productos. En la industria de fabricación de vino se emplea como inhibidor de la fermentación secundaria permitiendo reducir los niveles de sulfitos.

Los sorbatos son muy poco tóxicos, menos incluso que la sal común o el ácido acético (el componente activo del vinagre). Por esta razón su uso está autorizado en todo el mundo; en los últimos años su uso se ha disparado con el fin de sustituir otros conservantes más tóxicos como el ácido benzoico. Metabólicamente se comporta en el organismo como los demás ácidos grasos, es decir, se absorbe y se utiliza como una fuente de energía.

E 210 –Ácido benzoico.

E 211 –Benzoato sódico.

E 212 –Benzoato potásico.

E 213 –Benzoato cálcico.

El ácido benzoico es uno de los conservantes más empleados en todo el mundo. Aunque el producto utilizado en la industria se obtiene por síntesis química, el ácido benzoico se encuentra presente en forma natural en algunos vegetales, como la canela o las ciruelas.

El ácido benzoico es especialmente eficaz en alimentos ácidos, y es un conservante barato, útil contra levaduras, bacterias y mohos. Sus principales inconvenientes son su sabor astringente poco agradable y su toxicidad, que aunque relativamente baja, es mayor que la de otros conservantes.

En España se utiliza como conservante en bebidas refrescantes, zumos para uso industrial, algunos productos lácteos, en repostería, en algunas conservas vegetales, crustáceos frescos o congelados, salsas y otros productos.

La OMS considera como aceptable una ingestión de hasta 5 mg por Kg de peso corporal y día. Con la actual legislación española este límite se puede superar, especialmente en el caso de los niños. Otras legislaciones europeas son más restrictivas. En Francia solo se autoriza su uso en derivados de pescado, mientras que en Italia y Portugal está prohibido su uso en refrescos. La tendencia actual es no obstante a utilizarlo cada vez menos sustituyéndolo por otros conservantes de sabor neutro y menos tóxico, como los sorbatos. El ácido benzoico no tiene efectos acumulativos, ni es mutágeno o carcinógeno.

E 214 –Para–hidroxi–benzoato de etilo (éster etílico del ácido para–hidroxi–benzoico).

E 215 – Derivado sódico del éster etílico del ácido para–hidroxi–benzoico.

E 216 –Para–hidroxi–benzoato de propilo (éster propílico del ácido para–hidroxi–benzoico).

E 217 – Derivado sódico del éster propílico del ácido para-hidroxi-benzoico.

E 218 –Para-hidroxi-benzoato de metilo (éster metílico del ácido para-hidroxi-benzoico.

E 219 – Derivado sódico del éster metílico del ácido para-hidroxi-benzoico.

Los ésteres del ácido para-hidroxi-benzoico y sus derivados sódicos, denominados en general parabenos, son compuestos sintéticos especialmente útiles contra mohos y levaduras, y menos contra bacterias. Su principal ventaja es que son activos en medios neutros, al contrario que los otros conservantes que solo son útiles en medio ácido. Pero tienen el inconveniente de proporcionar a los alimentos un cierto olor y sabor fenólico. Se utilizan para la protección de derivados cárnicos, especialmente los tratados por el calor, conservas vegetales y productos grasos, repostería, y en salsas de mesa.

Los parabenos se utilizan en muchos países. Se han realizado múltiples estudios acerca de su posible toxicidad, demostrándose que son poco tóxicos, menos que el ácido benzoico. Se absorben rápidamente en el intestino, eliminándose también rápidamente en la orina, sin que se acumulen en el organismo. Algunas de las personas alérgicas a la aspirina también pueden ser sensibles a estos aditivos.

SULFITOS:

E 220 – Anhídrido sulfuroso.

E 221 – Sulfito sódico.

E 222 – Sulfito ácido de sodio (bisulfito sódico).

E 223 – Bisulfito sódico (metabisulfito sódico o pirosulfito sódico).

E 224 – Bisulfito potásico (metabisulfito potásico o pirosulfito potásico).

E 226 – Sulfito cálcico.

E 227 – Sulfito ácido de calcio (bisulfito cálcico).

E 228 – Sulfito ácido de potasio (bisulfito potásico).

El anhídrido sulfuroso es uno de los conservantes con una mayor tradición en su uso. También es el que tiene más siglos de prohibiciones y limitaciones a sus espaldas. Su uso se conoce desde la Roma clásica en donde se empleaba para la desinfección de bodegas. En el siglo XV se prohibió su uso en Colonia (Alemania) por sus efectos perjudiciales sobre los bebedores.

El anhídrido sulfuroso es un gas, comercializado en forma líquida a presión que se obtiene al quemar azufre.

Es un aditivo autolimitante en su uso, es decir, por encima de una cierta dosis altera las características gustativas del producto. Es especialmente eficaz en medio ácido, inhibiendo bacterias y mohos, y en menor grado, levaduras. Actúa destruyendo la tiamina (vitamina B1), por lo que no debe usarse en aquellos alimentos que la aporten en una proporción significativa a la dieta, como es el caso de la carne; sin embargo, protege en cierto grado a la vitamina C. Durante el cocinado o procesado industrial este tipo de conservantes se pierden en parte por evaporación o por combinación con otros componentes. El anhídrido sulfuroso y los sulfitos son muy utilizados para la conservación de zumos de uva, mostos y vinos, así como para la de la sidra y vinagre. También se utiliza como conservante en salsas de mostaza y especialmente en los derivados de fruta (zumos, etc.) que van a utilizarse como materia prima para otras industrias, de los que desaparece en su mayor parte durante el procesado posterior.

Los sulfitos actúan como antioxidantes, inhibiendo especialmente las reacciones de oscurecimiento producidas por ciertos enzimas en vegetales y crustáceos. Con este fin se autoriza su uso en conservas vegetales y aceitunas de mesa, cefalópodos congelados y crustáceos. También se utiliza como antioxidante en zumos y cervezas.

En algunos países se utiliza para conservar el aspecto fresco de los vegetales que se consumen en ensalada. También puede utilizarse para mejorar el aspecto de la carne y dar impresión de mayor frescura, pero esta última práctica se considera un fraude, al engañar al comprador respecto a la calidad real.

También es perjudicial en el aspecto nutricional al destruir la tiamina (vitamina B1) aportada en una gran proporción por la carne. Esta práctica está prohibida en muchos países, entre ellos en España.

En el organismo humano el sulfito ingerido con los alimentos es transformado en sulfato por un enzima responsable de la eliminación del sulfito producido en el propio organismo durante el metabolismo de los aminoácidos que contienen azufre, ésta se encuentra presente sobre todo en el riñón, hígado y corazón.

Un pequeño porcentaje de los asmáticos, entre el 3 y el 8%, son sensibles a los sulfitos. En las personas en que esta sensibilidad es más elevada se pueden producir reacciones perjudiciales, por lo que deben evitar consumir alimentos que los contengan. Se han observado en algunos casos otros tipos de reacciones frente a los sulfitos usados como aditivos alimentarios, entre ellos manifestaciones cutáneas o diarrea, especialmente entre personas con el jugo gástrico poco ácido. En numerosas ocasiones se ha propuesto la sustitución del anhídrido sulfuroso y de los sulfitos con el fin de evitar los efectos nocivos que se producen en ciertas personas, esto es prácticamente imposible en la industria del vino, aunque sí en las demás, especialmente cuando se emplea con fines oxidantes.

Los sulfitos no tienen efectos teratógenos ni cancerígenos, no representando ningún riesgo para la inmensa mayoría de la población a los niveles presentes en los alimentos.

PRODUCTOS PARA EL TRATAMIENTO EXTERNO DE LOS ALIMENTOS

E 230 –Bifenilo.

E 231 –Ortofenilfenol.

E 232 –Ortofenilfenato sódico.

E 233 –Tiabenzol.

Estos conservantes se utilizan exclusivamente para el tratamiento superficial de algunas frutas y de los papeles en los que se envuelven antes de introducirlas en su embalaje. El objetivo de su utilización es evitar el ataque de mohos a la fruta. Con la excepción del E–232, son insolubles en agua, por lo que no desaparecen con un enjuagado sencillo de la fruta. Son substancias bastante tóxicas.

La OMS considera aceptable una ingestión diaria máxima de solo 0,05 mg por Kg de peso corporal para el bifenilo y algo superiores para los otros. En algunos países es obligatorio informar al consumidor de su presencia.

E 234 –Nisina.

La nisina es una proteína con acción antibiótica producida por un microorganismo inofensivo presente en la leche fresca de forma natural y que interviene en la fabricación de diferentes productos lácteos. Solo es eficaz contra algunos tipos de bacterias y se utiliza en casi todo el mundo (España incluida) como conservante de ciertos tipos de quesos procesados, especialmente los fundidos. En otros países, sobre todo en oriente medio, se utiliza como conservante de la leche y de otros derivados lácteos ante los problemas para mantener estos productos siempre en refrigeración. No tiene aplicaciones médicas como antibiótico, y es por esto por lo que se utiliza en tecnología alimentaria. Existe como un conservante natural en algunos quesos y otros productos lácteos fermentados, producidos por su flora de maduración. También la produce la propia flora intestinal humana.

La nisina ingerida es destruida rápidamente durante la digestión y sus aminoácidos constituyentes se metabolizan junto con los procedentes de las otras proteínas. Prácticamente carece de toxicidad o de poder alergénico. Con la excepción de la nisina (E-234) todos los demás antibióticos quedan reservados en la Unión Europea al uso médico, prohibiéndose taxativamente su utilización como conservantes alimentarios. Esto es así para evitar la aparición de cepas bacterianas resistentes y la posible alteración de la flora intestinal de los consumidores. El uso de antibióticos en medicina veterinaria está también reglamentado para que no puedan llegar al consumidor como contaminantes de la carne o de la leche.

E 235 –Natamicina o pimaricina.

La pimaricina es un antibiótico útil en la protección externa de ciertos alimentos contra el ataque de mohos.

Su utilización no está autorizada a nivel de la Comunidad Europea, pero sí en España, de una forma transitoria. También está autorizada en Estados Unidos y otros países. En España se emplea para impregnar la superficie de los quesos duros o semiduros, chorizo, salchichón y jamones. La pimaricina se utiliza en medicina contra las cándidas.

E 236 –Ácido fórmico.

E 237 – Formiato sódico.

E 238 – Formiato cálcico.

El ácido fórmico y sus derivados no están autorizados en España, ni en muchos otros países como Inglaterra o Estados Unidos. Proporcionan un sabor poco agradable a los productos conservados con ellos, y además son bastante tóxicos. Se utiliza para conservar zumos de frutas, especialmente los que se van a utilizar despúes industrialmente. También para la conservación de ciertos encurtidos (pepinos) en Alemania. En este caso se usa sobre todo el formiato cálcico, que actúa a la vez como endurecedor.

E 239 – Hexametilentetramina.

Utilizado inicialmente con fines médicos, pasó a la tecnología alimentaria como conservante de escabeches hacia 1920, haciéndose muy popular en el norte de Europa.

Aunque en otros países se utiliza como conservante en escabeches y en conservas de cangrejos o camarones, a Unión Europea lo permite exclusivamente para evitar el hinchamiento del queso Provolone.

El mecanismo de este conservante consiste en su transformación en formaldehído cuando se encuentra en alimentos ácidos. Si se ingiere, se produce la misma reacción en el estómago. El formaldehído es un agente cancerígeno débil, y se ha comprobado a nivel experimental con ratas que la ingestión de grandes cantidades de hexametilentetramina es capaz de inducir la aparición de ciertos tipos de cáncer.

E 240 – Formaldehído.

El formaldehído es un gas bastante tóxico que suele utilizarse en disolución acuosa (formol o formalina). Es un agente mutágeno y cancerígeno débil. Su empleo como aditivo alimentario no está autorizado en España ni en la mayoría de otros países, aunque sí se emplea en la desinfección de los equipos industriales. A veces se utiliza también en la desinfección de especias en los países tropicales productores.

E 242 – Dimetíl dicarbonato.

NITRITOS Y NITRATOS.

E 249 – Nitrito potásico.

E 250 – Nitrito sódico.

E 251 – Nitrato sódico.

E 252 – Nitrato potásico.

Los nitratos, particularmente el potásico (salitre), se han utilizado en el curado de los productos cárnicos desde la época romana. El efecto del curado, en el que participa también la sal y las especias, se realiza con el fin de conseguir la conservación de la carne evitando su alteración y mejorando el color. El color de curado se forma por una reacción química entre el pigmento de la carne, la mioglobina, y el ión nitrito. Cuando se añaden nitratos, estos se transforman en parte en nitritos por acción de ciertos microorganismos, siendo el efecto final el mismo se añada un producto u otro.

El uso de nitratos y nitritos como aditivos presenta ciertos riesgos. El primero es el que posee una alta toxicidad. El nitrito es tóxico (2 g pueden causar la muerte una persona), al ser capaz de unirse a la hemoglobina de la sangre, de una forma semejante a como lo hace a la mioglobina de la carne, formándose metahemoglobina, un compuesto que ya no es capaz de transportar el oxígeno. Para evitar esta reacción, se puede utilizar el nitrito ya mezclado previamente con sal. En muchos países, esto debe hacerse obligatoriamente y las normativas de la CE incluyen esta obligatoriedad.

Los niños son mucho más susceptibles que los adultos a esta intoxicación, por su menor cantidad de hemoglobina.

Otro riesgo del uso de nitratos y nitritos es la formación de nitrosaminas, substancias que son agentes cancerígenos. Existen dos posibilidades de formación de nitrosaminas: en el alimento o en el propio organismo. En el primer caso, el riesgo se limita a aquellos productos que se calientan mucho durante el cocinado (beicon, por ejemplo) o que son ricos en aminas nitrosables (pescado y productos fermentados). En el segundo caso se podrían formar nitrosaminas en las condiciones ambientales del estómago.

La discusión del uso de nitratos se complica porque estos deben transformarse en nitritos tanto para su acción como aditivo como para su actuación como tóxico o como precursor de agentes cancerígenos. Esta transformación se produce por la acción de microorganismos, ya sea en los alimentos o en el interior del organismo. En este último caso, solo puede producirse en la boca, ya que en el intestino, salvo casos patológicos, se absorbe rápidamente sin que haya tiempo para esta transformación.

En la boca, los nitratos pueden proceder del alimento o aparecer en la saliva, recirculados después de su absorción. Los nitratos no recirculados (la mayoría) se eliminan rápidamente por la orina.

Se conocen técnicas para disminuir el riesgo de formación de nitrosaminas. En primer lugar reducir la concentración de nitritos y nitratos siempre que esto sea posible. Debe tenerse en cuenta que la cantidad de nitritos que llega al consumidor es siempre mucho menor que la añadida al producto, debido a que éstos son muy inestables y reactivos.

En segundo lugar, se pueden utilizar otros aditivos que bloqueen el mecanismo químico de formación de nitrosaminas. Estos aditivos son el ácido ascórbico (E-330) y sus derivados, y los tocoferoles (E-306 y siguientes), especialmente eficaces en medios acuosos o grasos, respectivamente. Se utiliza con mucha frecuencia, y en algunos países (USA, por ejemplo) el empleo de ácido ascórbico junto con los nitritos es obligatorio.

Los riesgos tanto de toxicidad aguda como de formación de carcinógenos permitirían cuestionar radicalmente en uso de nitratos y nitritos en los alimentos, de no ser por un hecho conocido solo desde los años cincuenta.

Los nitritos son un potentísimo inhibidor del crecimiento de una bacteria denominada Clostridium botulinum, que, aunque no es patógena, produce durante su desarrollo una proteína, la toxina botulínica, que es extremadamente tóxica (una dosis de entre 0,1 y 1 millonésima de gramo puede causar la muerte de una persona).

La intoxicación botulínica se debe al consumo de productos cárnicos, pescado salado (sobre todo en Japón) o conservas caseras mal esterilizadas, pudiendo resultar mortal.

También se utilizan los nitratos en ciertos tipos de queso (Gouda y Mimolette), para evitar un hinchamiento excesivo durante su maduración. Este defecto está causado por un microorganismo emparentado con el causante del botulismo, pero inofensivo para la salud. No obstante, este tratamiento se usa poco, ya que el suero de quesería queda enriquecido en nitratos y es muy difícilmente utilizable para obtener subproductos, además de altamente contaminante para el medio ambiente.

Los nitratos son constituyentes naturales de alimentos de origen vegetal, pudiendo encontrarse en ellos en concentraciones muy elevadas. Las espinacas o el apio, por ejemplo, pueden contener de forma natural más de

2 g/Kg de nitrato (10 veces más que la concentración máxima autorizada como aditivo). Los nitratos también pueden estar presentes en otras verduras, como la remolacha o acelga, o en el agua.

También las nitrosaminas pueden aparecer en los alimentos por otras vías. Es muy conocido el caso de la cerveza, en el que el secado y tostado de la malta, usando directamente los gases producidos al quemar un combustible, producía niveles relativamente altos de nitrosaminas. Esto se ha evitado efectuando este proceso por un método de calentamiento indirecto, usado ahora en todas las fábricas de cerveza.

Finalmente, se debe indicar que el principal aporte de nitrosaminas al organismo humano es el humo del tabaco en el caso de las personas fumadoras.

El caso de los nitritos y nitratos puede ser representativo de las decisiones basadas en la relación riesgo/beneficio. Por una parte, se sitúa el riesgo de la formación de nitrosaminas, potenciales cancerígenos, mientras que por otra se sitúa el beneficio de la evitación del botulismo. Con medidas complementarias, como la restricción de los niveles y el uso de inhibidores de la formación de nitrosaminas, los organismos reguladores de todos los países aceptan el uso de nitratos y nitritos como aditivos, considerándolos necesarios para garantizar la seguridad de ciertos alimentos. De todos modos, hay una obligación de incluir la indicación de su presencia en las etiquetas de los alimentos, por lo que la última decisión queda en manos del consumidor.

E 260- Ácido acético.

E 261- Acetato potásico.

E 262- Acetato sódico.

E 262- Diacetato sódico.

E 263- Acetato cálcico.

El ácido acético, en su forma de vinagre, que es esencialmente una disolución de este ácido en agua, mas los aromas procedentes del vino y los formados en la acidificación, se utilizan como conservante al menos desde hace 5.000 años. Una gran parte del utilizado actualmente se obtiene por síntesis química. Como conservante es relativamente poco eficaz, con excepción de una aplicación específica en panadería y repostería, la evitación de la alteración conocida como "pan filante". También es eficaz contra algunos mohos.

La acción conservante del ácido acético es un efecto añadido en aquellos productos en los que la acidez o el aroma típico que confiere es deseable o característico, como en los escabeches, salmueras y encurtidos.

En las aplicaciones en las que no resulta desagradable la acidez debe utilizarse algún otro tratamiento conjunto para estabilizar el producto, como el calor (pasterización), frío (semiconservas), o la combinación del ácido acético con otros conservantes. En mahonesas, por ejemplo, su uso permite reducir la adición de otros conservantes como benzoatos o sorbatos. La legislación española exige en muchos casos que el ácido acético utilizado sea de origen vínico. La razón no es sanitaria sino que su finalidad es proteger la industria del vinagre. El acetato es una pieza esencial en muchas de las reacciones metabólicas del organismo. El ingerido con la dieta se absorbe y utiliza para la obtención de energía o la fabricación de constituyentes del organismo. El ácido acético y los acetatos son productos totalmente inocuos a las concentraciones utilizables en los alimentos.

E 280 –Ácido propiónico.

E 281 – Propionato sódico.

E 282 – Propionato cálcico.

E 283 – Propionato potásico.

El ácido propiónico, un ácido graso de cadena corta, y sus sales, se usan como conservantes alimentarios desde los años cuarenta, especialmente en panadería. Es el más efectivo contra los mohos de todos los conservantes, pero poco eficaz contra levaduras y bacterias, con alguna excepción. Se utilizan especialmente las sales, ya que el ácido tiene un olor muy fuerte. Son conservantes baratos. Es un conservante fundamental en la fabricación del pan de molde, estando autorizado para ello en la mayoría de los países. Esta aplicación por si sola hace que, si se exceptúa la sal común, sea el conservante más utilizado en el mundo. También se utiliza en algunos productos de repostería.

La otra aplicación importante de este producto es la de impregnar exteriormente ciertos tipos de quesos, para impedir su enmohecimiento, aunque en este caso se utiliza cada vez menos. Algunos quesos tienen de forma natural cantidades relativamente altas de ácido propiónico, sustancia que contribuye de forma importante a su aroma característico. También se utiliza como conservante en quesos fundidos.

Aunque el que se utiliza en la industria procede de síntesis química, el ácido propiónico está bastante extendido en la naturaleza. Este conservante tanto de forma natural o como aditivo se absorbe en el intestino y se utiliza de la misma forma que los demás ácidos grasos, es decir, como fuente de energía.

E 284 –Ácido bórico.

E 285 –Tetraborato sódico.

Utilizado desde el siglo XIX en Italia para la conservación de mantequilla y margarina, también se ha empleado en la conservación de carne, pescado y mariscos. Es relativamente tóxico, conociéndose bastantes casos de intoxicación, sobre todo en niños. Fundamentalmente se debe a que se absorbe bien y se elimina mal, por lo que tiende a acumularse en el organismo. Esto hace que su uso esté prohibido en todo el mundo, con la excepción de su empleo para conservar el caviar. En España se han detectado con cierta frecuencia casos de uso fraudulento del ácido bórico en la conservación de mariscos, para evitar el oscurecimiento de las cabezas de gambas y langostinos.

E 290 – Anhídrido carbónico.

El anhídrido carbónico se produce en la respiración de todos los seres vivos, en la fermentación de la masa del pan y del vino, cerveza y sidra, y es el gas responsable de la formación de las burbujas de estas bebidas.

Evidentemente, el ácido carbónico ha contribuido a la protección de estas bebidas desde su origen, aunque lo ignoraran los fabricantes. Este producto es poco eficaz como conservante, siendo esta propiedad un simple complemento de sus efectos estéticos y organolépticos. Al desplazar al oxígeno actúa también como antioxidante. Se utiliza en el envasado de queso o de carne en atmósfera controlada para la venta al detalle, y también para producir bebidas refrescantes gasificadas.

Aunque la presencia en las atmósferas de ciertos lugares cerrados, bodegas, por ejemplo, puede ser perjudicial (más del 3%) e incluso mortal (del 30 al 60%), la cantidad de este gas presente en los alimentos resulta por supuesto totalmente inofensiva.

E 296 −Ácido málico.

E 297 −Ácido fumárico.

En muchos alimentos existen de forma natural substancias con actividad antimicrobiana. Muchas frutas contienen diferentes ácidos orgánicos, como el ácido benzoico o el ácido cítrico. La relativa estabilidad de los yogures comparados con la leche se debe al ácido láctico producido durante su fermentación. Los ajos, cebollas y muchas especias contienen potentes agentes antimicrobianos, o precursores que se transforman en ellos al triturarlos.

Cloruro sódico (sal común).

Es el condimento alimentario más utilizado entre todos; aunque su gran tradición en el procesado de los alimentos, incluyendo el realizado a nivel doméstico, hace que no sea considerado legalmente como aditivo y que, salvo casos excepcionales, no se limite su uso. No obstante, además de condimento es un conservante eficaz en la manteca, margarina, quesos y derivados del pescado. A pesar de que su uso esté muy extendido, la sal común no es un producto carente de toxicidad y una dosis de 100 g puede causar graves efectos o incluso la muerte de una persona.

El cloruro sódico se encuentra presente en todos los fluidos biológicos, y entre otras funciones, interviene en la formación del jugo gástrico. Es, por tanto, un componente esencial en la dieta.

Desde principios de este siglo se discute la posible relación existente entre la ingestión de sal y la hipertensión. En la mayoría de los casos no se conoce la causa real de los accidentes cardiovasculares, y no está claro en absoluto que una dieta con alto contenido en sal pueda producirla. Sin embargo, una restricción drástica (menos de 1 g/día, frente a los cerca de 10 de ingestión habitual de los países occidentales) puede colaborar en su mejora. Las cantidades de ingestión más adecuadas se sitúan, en torno a los 3 g/día para la población normal, es decir, menos de la mitad de lo que se utiliza habitualmente.

La sal marina, no es más que sal común menos refinada, que debe su color a la presencia de restos de algas y de animales marinos. No tiene ninguna ventaja real sobre la sal refinada. En zonas con deficiencias de yodo en el suelo, es recomendable el empleo de sal yodada, que no es más que sal común a la que se le ha añadido yodo en forma de yoduro potásico.

Otros antibióticos

Como se dijo anteriormente el uso de los antibióticos, con excepción de la nisina, queda reservado, en la Unión Europea, al uso médico, prohibiéndose taxativamente su utilización como conservantes alimentarios. Esto es así para evitar la aparición de cepas bacterianas resistentes y la posible alteración de la flora intestinal de los consumidores.

El agua oxigenada se ha utilizado como agente bactericida en algunos productos, como leche o derivados del pescado, en un proceso conocido con el nombre engañoso de "pasteurización en frío". El agua oxigenada se descompone en general rápidamente y no llega a ingerirse como tal, por lo que no presenta riesgo de toxicidad. Sin embargo, puede alterar el color y destruir algunas vitaminas, por lo que su uso como conservante está prohibido en España. No obstante, se emplea con frecuencia en la conservación de leche destinada a la fabricación de queso, en la que se elimina después utilizando la catalasa, una enzima, para evitar que perjudique a los microorganismos beneficiosos que participan en el proceso de elaboración.

Se ha propuesto la posible utilización de cantidades muy pequeñas de agua oxigenada para la conservación de la leche cruda en países que no disponen de medios adecuados para refrigerarla. Actualmente el agua oxigenada no actúa como un conservante directo, sino que interviene en un mecanismo complejo junto con otros componentes naturales de la leche, lo que la hace eficaz a concentraciones mucho mas bajas. En los países en los que se puede refrigerar la leche, este método de conservación física resulta preferible, y es el único autorizado.

Percarbonato sódico

Esta sustancia produce agua oxigenada cuando se disuelve en agua, por lo que su efecto como conservante es el mismo. Al ser un producto sólido es más sencillo su manejo y conservación. Está prohibido en España.

Óxido de etileno

Al ser un producto altamente tóxico, se utiliza este gas únicamente en tecnología alimentaria para desinfección de equipos y, ocasionalmente, de algunas especias.

Dietilpirocarbonato

Se ha utilizado para la desinfección en frío de bebidas. Se descompone muy rápidamente, pero en ciertas condiciones puede formar etil uretano, un compuesto cancerígeno. Su empleo está prohibido en España y en la mayoría de los países.

Ácido salicílico

Hasta hace unos años era un conservante muy utilizado, sobre todo en la elaboración de conservas caseras y encurtidos. Su relativa toxicidad y el riesgo de acumulación, ya que se excreta lentamente, hacen que actualmente esté prohibido en casi todo el mundo, España incluida.

E 925 – Cloro

En la industria alimentaria se utiliza como desinfectante del equipo y del agua a utilizar, así como del agua de bebida. También como agente en el tratamiento de harinas. En forma pura es un gas muy venenoso, ya que una concentración de 60 mg/m3 de aire puede causar la muerte en 15 minutos, habiéndose utilizado incluso como un agente para la guerra química. Su uso es sin embargo esencial para garantizar la calidad higiénica del agua potable, y disuelto en las cantidades adecuadas no causa problemas a la salud.

Lisozima

La lisozima es un enzima que ataca las paredes de determinadas bacterias. Descubierta en 1922, es una proteína de tamaño pequeño, estable en medio relativamente ácidos y algo resistente al calor. Esta última propiedad se ha mejorado en las variantes obtenidas recientemente por ingeniería genética. Se encuentra en gran cantidad en la clara de huevo, de donde puede obtenerse con relativa facilidad, y en menor cantidad en la leche (la humana es mucho más rica que la vacuna en esta sustancia). Aunque aún no se utiliza regularmente, sus posibles aplicaciones como aditivo alimentario en derivados de pescado y mariscos ha despertado un gran interés en algunos países, sobre todo en Japón. En España está autorizado su uso en quesos fundidos.

3-CRÍTICA

El empleo de aditivos en la alimentación ha hecho que se reduzcan considerablemente las pérdidas tanto en la industria, comercio como a nivel del consumidor. Aseguran la seguridad y salubridad y contribuyen a su conservación. Así mismo permiten la disponibilidad de alimentos fuera de temporada aumentando o manteniendo su valor nutritivo.

En la actualidad existe un fuerte control sobre los aditivos garantizando su consumo. En la mayoría de los casos la toxicidad depende principalmente de la cantidad de éstos que se adicione a los alimentos, aunque todavía existen algunos cuyos efectos a largo plazo en la salud humana no se conocen, como los edulcorantes tipo aspartamo.

No obstante un gran problema de los aditivos es su uso fraudulento, ya que debido a las propiedades que aportan estas sustancias a los alimentos (color, buen aspecto...) se pueden usar con el fin de enmascarar el envejecimiento en los alimentos y conseguir un falso frescor. Así por ejemplo el ácido bórico, se utilizaba para evitar el ennegrecimiento de las cabezas de las gambas.

Los aditivos han de ser sustancias perfectamente detectables y medibles, su empleo debe justificarse por razones tecnológicas, sanitarias, nutricionales o sensoriales necesarias y deben responder a las exigencias que establezca el código alimentario, y siempre que sean añadidos a un alimento se debe de indicar su adición en el envase, para que finalmente sea el consumidor quien tome su decisión.

4-BIBLIOGRAFÍA

Food elimination based on IgG antibodies in irritable bowel syndrome:a randomised controlled trial. **...** **Food** Science and Technology **Today**, 10(2):82-86.22.

Food Today. The basics 06/2006.

Food Today nº 26/01

Food Today nº 2/98

Food Today nº 27/01

Food Today nº 43/04

Food Today nº 46/04

Food Today nº 39/03

Food Today nº 35/02

Food Today nº 15/99

Nuria Cubero, Albert Moferrer. Aditivos alimentarios Mundi-Prensa (2002)

Aditivos conservantes y c Aditivos alimentarios colorantes. Obelisco (1995)

Miguel Calvo Rebollar. Aditivos alimentarios: propiedades, aplicaciones y efectos sobre la salud Zaragoza. Mira (1991).

http://www.consumaseguridad.com/web/es/riesgos/mecanismos_de _transformacion/2003/12/11/9824.php

http://www.portalalimentos.com.ar/colorantes/cnaturales.php

http://www.juver.com/nutricion/articulos/antioxid.htm

GRACIAS

www.ingramcontent.com/pod-product-compliance
Lightning Source LLC
Chambersburg PA
CBHW081200280526

45788CB00008B/2750